LE ZONA

THINGS YOU SHOULD KNOW

(QUESTIONS ET REPONSES)

Rumi Michael Leigh

Introduction

Je voudrais vous remercier et vous féliciter d'avoir téléchargé ce livre, « le zona, things you should know (questions et réponses) ».

Ce livre vous aidera à comprendre, réviser, avoir une bonne connaissance générale et connaître le vocabulaire qui concerne le zona et ses effets sur l'organisme.

Merci encore d'avoir téléchargé ce livre. J'espère que vous l'apprécierez !

Table des matières

Introduction...2

Section 1...4

Section 2...6

Section 3...9

Section 4...11

Section 5...14

Section 6...16

Section 7...18

Section 8...20

Section 9...22

Section 10...24

Conclusion 26

Section 1

1) Qu'est-ce que le zona ?

- Le zona est une maladie virale qui provoque des éruptions cutanées douloureuses.

2) Le zona peut-il causer de la douleur sans la présence d'éruption cutanée ?

- Oui, le zona peut causer de la douleur sans la présence d'éruption cutanée.

3) Quel virus cause le zona ?

- Le virus qui cause le zona est le virus varicelle-zona.

4) Le zona peut-il apparaître n'importe où dans le corps ?

- Oui, le zona peut apparaître n'importe où dans le corps.

5) Le zona apparaît-il généralement des deux côtés du corps ?

- Non, le zona n'apparaît généralement pas des deux côtés du corps. Il apparaît généralement sur un côté du corps.

6) Une personne peut-elle avoir le zona plus d'une fois ?

- Oui, une personne peut avoir le zona plus d'une fois.

7) Existe-t-il un remède contre le zona ?

- Non, il n'y a pas de remède contre le zona.

8) Le virus du zona peut-il rester dormant à vie chez une personne ?

- Oui, le virus du zona peut rester dormant à vie chez une personne.

9) Qu'est-ce que signifie dormant ?

- Dormant signifie inactif.

Section 2

1) Comment prévenir le zona ?

- Le zona peut être prévenu en utilisant un vaccin contre le zona.

2) Comment une personne peut-elle empêcher la propagation du virus du zona ?

- Une personne peut empêcher la propagation du virus du zona en couvrant et en évitant de toucher l'éruption cutanée, en ayant une bonne hygiène en se lavant les mains plusieurs fois par jour et en évitant tout contact avec les personnes jusqu'à ce que l'éruption cutanée se dessèche.

3) Le zona peut-il être traité ?

- Oui, le zona peut être traité.

4) Quand faut-il commencer le traitement du zona ?

- Le traitement du zona doit commencer le plus tôt possible.

5) Quels sont les traitements pour le zona ?

- Les traitements contre le zona comprennent des médicaments antiviraux, des analgésiques, des anesthésiques locaux, des médicaments anti-inflammatoires, des crèmes anesthésiantes, des antihistaminiques et des antidépresseurs.

6) Combien de temps faut-il pour que le zona disparaisse ?

- Il faut environ 2 à 4 semaines pour que le zona disparaisse.

7) Le zona est-il une affection courante ?

- Oui, le zona est une affection courante.

8) Le zona est-il mortel ?

- Non, le zona n'est pas mortel.

9) Le zona est-il contagieux ?

- Non, le zona en lui-même n'est pas contagieux mais pour une personne qui n'est pas immunisée contre la varicelle. Le contact avec le virus donnera à la personne atteinte la varicelle.

10) Le zona peut-il être contracté par une personne atteinte de la varicelle ?

- Non, le zona ne peut pas être contracté par une personne atteinte de la varicelle.

11) Quel virus cause la varicelle ?

- Le virus varicelle-zona provoque la varicelle.

12) Qu'est-ce que sont les rétrovirus ?

-    Les rétrovirus sont des virus constitués d'ARN.

13) La varicelle est-elle un virus à ADN ou un virus à ARN ?

-    La varicelle est un virus à ADN.

14) Qu'est-ce que l'abréviation ADN ?

-    L'abréviation ADN est l'acide désoxyribonucléique.

15) Quelle est l'abréviation ARN ?

-    L'abréviation ARN est l'acide ribonucléique.

16) Est-ce que toutes les personnes qui ont eu la varicelle auront aussi le zona ?

-    Non, toutes les personnes qui ont eu la varicelle n'auront pas le zona.

Section 3

1) Qu'arrive-t-il au virus après qu'une personne se soit rétablie d'une infection à la varicelle ?

- Après qu'une personne se soit rétablie d'une infection à la varicelle, le virus reste dans le corps dans une phase de dormance.

2) Le virus dormant chez une personne qui se remet de la varicelle peut-il être réactivé ?

- Oui, le virus dormant chez une personne qui se remet de la varicelle peut être réactivé.

3) Quelle est la cause du virus réactivé ?

- Le virus réactivé provoque le zona.

4) Où la varicelle reste-t-elle dans le corps après le traitement ?

- La varicelle reste dormante dans le tissu nerveux.

5) Quelle est la fonction d'un nerf ?

- Un nerf permet la transmission des impulsions électriques.

6) La varicelle est-elle contagieuse ?

- Oui, la varicelle est contagieuse.

7) Le zona peut-il affecter les organes internes ?

- Oui, le zona peut affecter les organes internes.

8) De quoi Les cloques du zona sont-elles remplies ?

- Les cloques du zona sont remplies de pus.

9) Combien de temps faut-il pour que les cloques du zona sèchent ?

- Normalement, il faut environ une semaine à dix jours pour que les cloques du zona sèchent.

10) La douleur disparaît-elle généralement lorsque les cloques guérissent ?

- Oui, la douleur disparaît généralement lorsque les cloques guérissent.

11) Les cloques peuvent-elles parfois laisser des cicatrices après avoir guéri ?

- Oui, les cloques peuvent parfois laisser des cicatrices après cicatrisation.

Section 4

1) La varicelle est-elle une maladie classique pour les enfants ?

- Oui, la varicelle est une maladie classique pour les enfants.

2) Les pustules sont-elles contagieuses ?

- Oui, les pustules sont contagieuses.

3) Quels sont les signes et symptômes du zona ?

- Les signes et symptômes du zona sont des douleurs, des démangeaisons, des rougeurs, des brûlures, des picotements, des cloques, de la fatigue, une sensibilité à la lumière, de la fièvre, etc.

4) Quelles sont les complications du zona ?

- Les complications du zona comprennent les infections, les problèmes oculaires, la perte de vision, la névralgie post-zostérienne, les problèmes neurologiques, la paralysie faciale, etc.

5) Qu'est-ce que le zona ophtalmique ?

\-   Le zona ophtalmique est un zona de l'œil ou du contour de l'œil.

6) Les problèmes oculaires causés par le zona sont-ils une urgence ?

\-   Oui, les problèmes oculaires causés par le zona sont une urgence.

7) Pourquoi les problèmes oculaires causés par le zona sont-ils une urgence ?

\-   Les problèmes oculaires causés par le zona sont une urgence car s'ils ne sont pas traités rapidement, les problèmes oculaires peuvent conduire à la cécité.

8) Quelle est la fonction du nerf optique ?

\-   Le nerf optique transmet des signaux de l'œil au cerveau.

9) Qu'est-ce que l'encéphalite ?

\-   L'encéphalite est l'inflammation du cerveau.

10) Qu'est-ce que la névralgie post-zostérienne ?

\-   La névralgie post-zostérienne est une douleur prolongée du zona même après la guérison des cloques.

11) Quelle est la cause de la névralgie post-zostérienne ?

- La cause de la névralgie post-zostérienne est due à des nerfs endommagés.

Section 5

1) La névralgie post-zostérienne peut-elle durer des années ?

- Oui, la névralgie post-zostérienne peut durer des années.

2) La névralgie post-herpétique s'aggrave-t-elle avec l'âge ?

- Oui, la névralgie post-herpétique s'aggrave avec l'âge.

3) La méningite pourrait-elle être une complication du zona ?

- Oui, la méningite pourrait être une complication du zona.

4) Qu'est-ce que la méningite ?

- La méningite est l'inflammation des méninges.

5) Que sont les méninges ?

- Les méninges sont des membranes qui protègent le cerveau et la moelle épinière.

6) Qu'est-ce que la myalgie ?

- La myalgie est une douleur musculaire.

7) La pneumonie pourrait-elle être une complication du zona ?

\- Oui, la pneumonie pourrait être une complication du zona.

8) Qu'est-ce que la pneumonie ?

\- La pneumonie est l'inflammation des alvéoles.

9) Quelle est la fonction des alvéoles ?

\- Les alvéoles permettent l'échange de gaz lors de la respiration.

Section 6

1) Le zona peut-il conduire à l'hépatite ?

- Oui, le zona peut conduire à l'hépatite.

2) Qu'est-ce que l'hépatite ?

- L'hépatite est l'inflammation du foie.

3) Quels sont les facteurs de risque du zona ?

- Les facteurs de risque du zona comprennent l'âge de plus de 50 ans, les maladies qui affaiblissent le système immunitaire, les médicaments qui affaiblissent le système immunitaire, le stress, etc.

4) Quelles sont les maladies qui affaiblissent le système immunitaire ?

- Les maladies comme le VIH et les cancers peuvent affaiblir le système immunitaire.

5) Le fonctionnement du système immunitaire devient-il moins efficace avec l'âge ?

- Oui, le fonctionnement du système immunitaire devient moins efficace avec l'âge.

6) Que sont les antigènes ?

- Les antigènes sont des substances qui provoquent l'activation du système immunitaire par l'organisme.

7) Quels sont des exemples d'antigènes ?

- Des exemples d'antigènes comprennent les virus, les bactéries, les toxines, etc.

8) Comment les antigènes peuvent-ils aussi être appelés ?

- Les antigènes peuvent aussi être appelés les immunogènes.

9) L'exercice physique peut-il améliorer le système immunitaire ?

- Oui, l'exercice physique peut améliorer le système immunitaire.

10) Le stress psychologique peut-il supprimer le système immunitaire ?

- Oui, le stress psychologique peut supprimer le système immunitaire.

Section 7

1) La rétinite peut-elle conduire à la cécité ?

- Oui, la rétinite peut conduire à la cécité.

2) Le glaucome peut-il entraîner une perte de vision ?

- Oui, le glaucome peut entraîner une perte de vision.

3) Qu'est-ce que le glaucome ?

- Le glaucome est la lésion du nerf optique.

4) Qu'est-ce que la rétinite ?

- La rétinite est l'inflammation de la rétine.

5) Quelle est la fonction de la rétine ?

- La rétine est sensible à la lumière et envoie ce signal au cerveau.

6) Qu'est-ce que la conjonctivite ?

- La conjonctivite est l'inflammation de la conjonctive.

7) Qu'est-ce que la conjonctive ?

- La conjonctive est une membrane transparente qui recouvre la sclérotique et l'intérieur des paupières.

8) Qu'est-ce que la sclérite ?

- La sclérite est l'inflammation de la sclérotique.

9) Qu'est-ce que la sclérotique ?

- La sclérotique est la partie blanche de l'œil.

10) Qu'est-ce que l'épisclérite ?

- L'épisclérite est l'inflammation de l'épisclère.

11) Qu'est-ce que l'épisclère ?

- L'épisclère est la fine membrane qui recouvre la sclérotique.

12) Qu'est-ce que la kératite ?

- La kératite est l'inflammation de la cornée.

Section 8

1) Qu'est-ce que la nécrose ?

- La nécrose est la mort des tissus du corps.

2) Qu'est-ce qui cause la nécrose ?

- La nécrose est causée par un apport insuffisant d'oxygène et de sang à un tissu ou à un organe.

3) Qu'est-ce que l'érythème ?

- L'érythème est une rougeur de la peau due à une inflammation.

4) Qu'est-ce que le prodrome ?

- Le prodrome est un symptôme ou un signe précoce d'une maladie.

5) Le zona présente-t-il les mêmes symptômes chez tout le monde ?

- Non, le zona ne présente pas toujours les mêmes symptômes chez tout le monde.

6) Qu'est-ce que la vascularite ?

- La vascularite est l'inflammation des vaisseaux sanguins.

7)   La vascularite s'appelle aussi ?

-   La vascularite est aussi appelée angéite.

8)   Quels sont les types de vaisseaux sanguins ?

-   Les types de vaisseaux sanguins sont les artères, les veines et les capillaires.

9)   Quelle est la fonction des artères ?

-   Les artères transportent le sang riche en oxygène du cœur.

10) Que sont les artérioles ?

-   Les artérioles sont de petites artères qui mènent aux capillaires.

Section 9

1) Quelle est la fonction des capillaires ?

- Les capillaires canalisent le sang entre les artérioles et les veinules.

2) Quels sont les plus petits vaisseaux sanguins du corps ?

- Les capillaires sont les plus petits vaisseaux sanguins du corps.

3) Qu'est-ce que sont les veinules ?

- Les veinules sont de petits vaisseaux sanguins qui transportent le sang des capillaires vers les veines.

4) Quelle est la fonction des veines ?

- Les veines ramènent le sang vers le cœur.

5) Qu'est-ce qu'un dermatome ?

- Un dermatome est une zone de la peau reliée à une seule racine nerveuse spinale.

6)   Qu'est-ce qu'une enzyme ?

-    Une enzyme est une protéine qui accélère les
réactions chimiques dans le corps.

Section 10

1) Qu'est-ce que le syndrome de Ramsay Hunt ?

- Le syndrome de Ramsay Hunt est la paralysie du nerf facial.

2) Sous quel nom le syndrome de Ramsay Hunt est-il également connu ?

- Le syndrome de Ramsay Hunt est également connu sous le nom d'herpès zoster oticus.

3) Qu'est-ce que l'herpès zoster oticus ?

- L'herpès zoster oticus est une infection de l'oreille par le zona.

4) Le syndrome de Ramsay Hunt peut-il entraîner une perte auditive ?

- Oui, le syndrome de Ramsay Hunt peut entraîner une perte auditive.

5) Le zona peut-il affecter toutes les parties de l'oreille ?

- Oui, le zona peut affecter toutes les parties de l'oreille.

6) Qu'est-ce qu'est l'acouphène ?

-   L'acouphène est le bourdonnement dans les oreilles.

Conclusion

Merci encore d'avoir acheté ce livre. J'espère que cela vous a aidé dans votre cheminement vers la compréhension du zona et de ses effets sur le corps.

Si vous avez aimé ce livre, pourriez-vous, s'il vous plaît, le commenter et l'évaluer ? Ce serait apprécié.

Merci.

9 798493 322129